Zine Clínicas de Borda

COLEÇÃO:
1. **PsiMaré (Rio de Janeiro/RJ)**
2. MOVE - Movimentos Migratórios e Psicologia (Curitiba/PR
3. ClínicAberta de Psicanálise de Santos (Santos/SP)
4. Falatrans (Juiz de Fora, UFJF/MG)
5. Ocupação Psicanalítica - (Belo Horizonte/MG; Rio de Janeir/RJ; Vitória/ES; Santo Antônio de Jesus/BA)
6. Estação Psicanálise (Campinas/SP) -
7. Coletivo Margem Psicanálise (Fortaleza/CE) -
8. Intervenção Psicanalítica Clínico-Política às demandas da População LGBT (Rio de Janeiro/RJ)
9. Rede Sur (São Paulo/ SP) -
10. Roda de escuta/grupos flutuantes LGBTQI+ - (Aracajú/SE)
11. Clínica Periférica de Psicanálise (São Paulo/SP)
12. Clínica do Cuidado Belo Monte (Altamira/PA; São Paulo/SP)
13. Coletivo Psicanálise e Política e Cotidiano Refugiado (Rio de Janeiro/RJ)
14. Projeto Gradiva (Porto Alegre/RS)
15. Museu das Memórias (In)Possíveis (Porto Alegre/RS)
16. Psicanálise na Rua (Cuiabá/MT)
17. Coletivo Testemunho e Ação/SIG (Porto Alegre/RS)
18. Margens Clínicas (São Paulo/SP)
19. Psicanálise na Praça Roosevelt (São Paulo/SP)
20. Psicanálise no Jacarezinho (Rio de Janeiro/RJ)
21. Mutabis (São Paulo/SP)
22. Clínica Aberta Casa do Povo (São Paulo/SP)

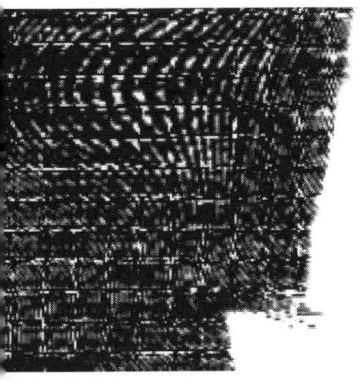

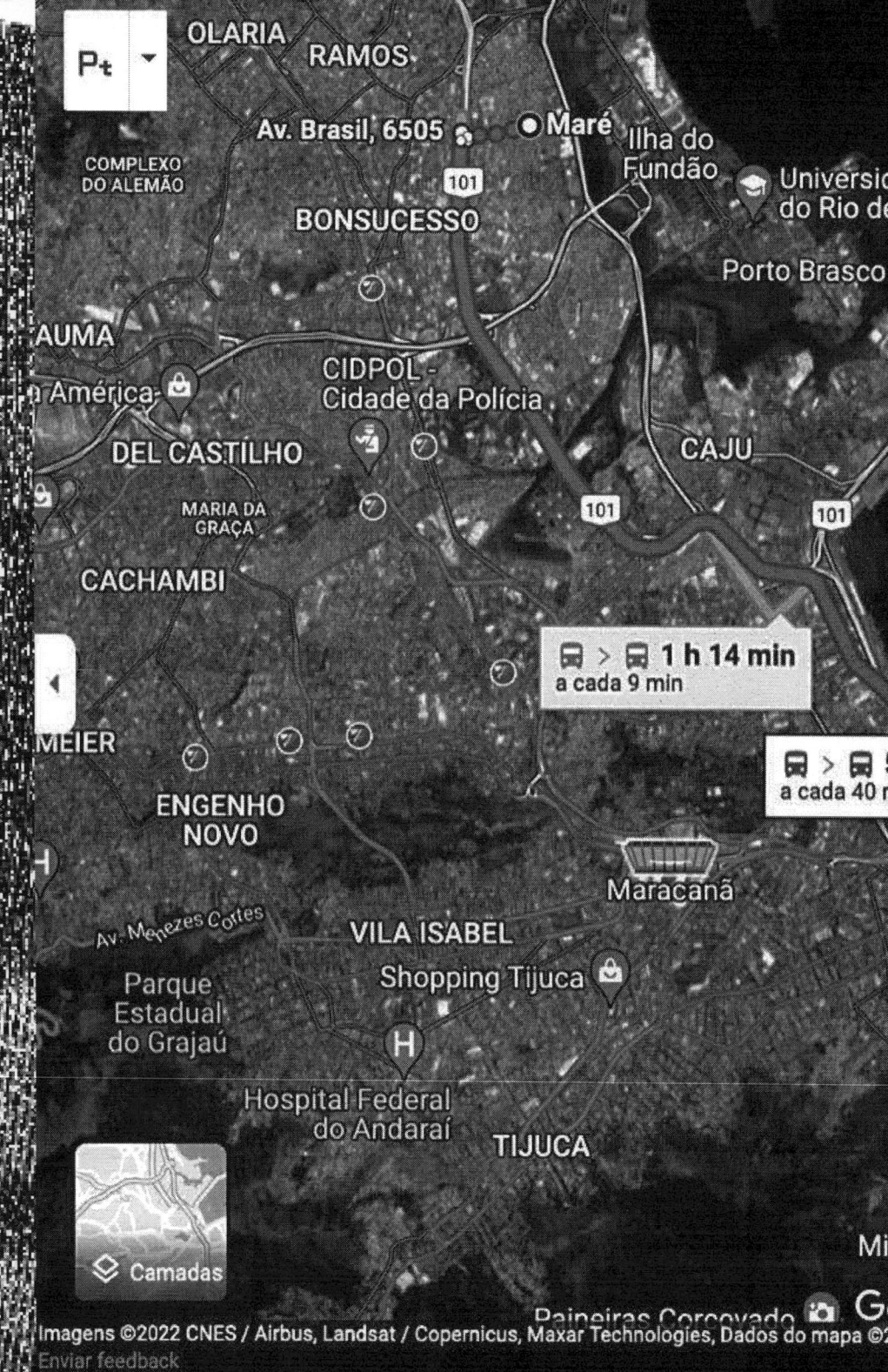

Fazer login
Federal
eiro
Ponte Pres. Costa e Silva (Rio-Niterói)
Centro de Instrução Almirante Wandenkolk
Museu do Amanhã
Shopping Plaza
Praça XV de Novembro
Rio de Janeiro
57 min
GLÓRIA
Largo do Machado
FLAMENGO
Dona Marta
Praia de Botafogo
Fortaleza
Cruz
Brasil
Termos
Privacidade
2 km

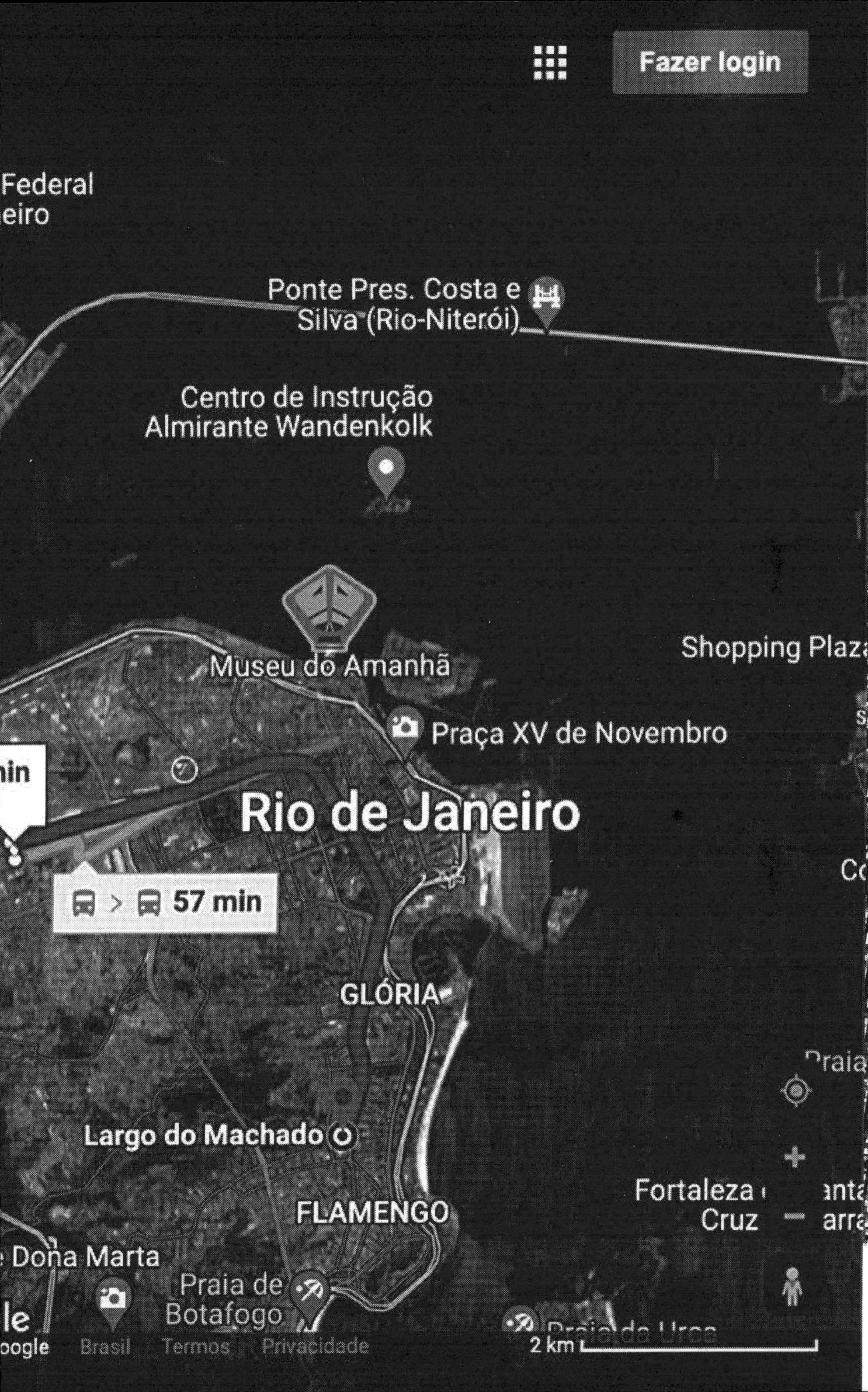

PSI MARÉ – psicanalistas em trânsito

Foi o trauma da eleição de Bolsonaro que nos sinalizou o quanto nós, psicanalistas de diferentes orientações teóricas e políticas, estávamos alienados em uma "bolha" e nos implicou na constituição do Coletivo PUD – Psicanalistas Unidos pela Democracia[1].

Como enfrentar a impotência política em que nos vimos jogados? Junto com alguns colegas do PUD, decidimos nos aproximar de bairros periféricos da cidade marcados pela exclusão social. Uma entre as inúmeras perguntas que nos moveu foi: por que boa parte dessa população, alvo da necropolítica vigente, votou a favor de seus matadores? Com o passar do tempo e o andamento do nosso trabalho, outras perguntas se colocaram: o que nos retirou da inércia em que estávamos imersos? O que nos moveu em direção a essa população? O que pode a psicanálise nesse cenário de crise política e precarização da vida?

Ainda que alguns governos recentes tenham promovido políticas importantes de inclusão social[2] o fato é que a pobreza no Brasil sempre foi criminalizada e a distribuição de renda segue reafirmando o fosso social que produz a cidade partida[3]. No entanto, o que não vimos, ou não quisemos ver é que o Estado sempre foi, e continua a ser, ausente nas periferias de nossas cidades e que, atualmente, a sua principal e constante presença é a da repressão e da violência policial, além do conluio com grupos criminosos, colocando em questão a própria efetividade da experiência democrática no nosso país e em nossa cidade. Os territórios periféricos nos fazem escutar que muitos espaços contemporâneos à ideia de um Estado Democrático no Brasil, na verdade, sempre foram violentamente mantidos à margem do regime democrático.

[1] https://tecmered.com/psicanalistas-unidos-pela-democracia-uma-promessa-possivel/ ; https://www.facebook.com/psicanalistasunidos/ e https://www.instagram.com/psicanalistasunidosdemocracia/
[2] A saída do Brasil do Mapa da Fome da Organização das Nações Unidas (ONU) em 2014 foi um marco mundialmente reconhecido no caminho à promoção do direito humano à alimentação adequada e saudável.
[3] Conforme Zuenir Ventura no livro Cidade Partida, Companhia das Letras, 2010.

O Complexo da Maré

Segundo Gizele Martins (2019) a militarização e a criminalização são práticas constantes e recorrentes nos últimos dez anos no Complexo da Maré. O uso ostensivo da força e da violência busca exterminar a vida que pulsa na favela, pois interfere diretamente no cotidiano da população gerando tensões insuportáveis, bem como uma sensação de impotência. São negados direitos básicos aos moradores, como por exemplo, o direito de propriedade (as casas são invadidas sem mandato, basta um pé na porta); o direito de ir e vir (as pessoas faltam ao trabalho, à escola, quando operações policiais impedem a circulação) e até mesmo o direito de existir (uma vez que não é raro que jovens negros moradores da favela sejam criminalizados e assassinados pelo poder público). Ouvimos, por exemplo, um morador contar que, quando ia trabalhar, deixava a chave de sua casa com a vizinha porque não aguentava mais chegar em casa, encontrar a porta arrombada e gastar dinheiro para consertá-la, já que os policiais arrebentavam a fechadura para entrar.

A história urbana e social do Rio de Janeiro pode ser lida como a normalização de uma repartição, que se torna cada vez mais explícita, da cidade em bairros e favelas. Nesta demarcação urbana e social do território, há uma distinção entre os corpos cidadãos, dignos de direitos e os corpos descartáveis, que podem ser violados, abandonados e mortos. A questão que se colocou pra nós, então, foi: qual a posição política e, principalmente, qual a ação dos psicanalistas diante desse cenário?

O Psi Maré se organiza em torno dessa nossa inquietude em relação à responsabilidade ética que temos como psicanalistas e pesquisadores diante das questões sócio-políticas de nosso país. Quando Foucault, em maio de 1978, propôs para o jornal Corriere dela Sera a constituição de uma equipe de intelectuais-repórteres, estava afirmando a importância de estarmos presentes como sujeitos implicados nos acontecimentos em que emergem as ideias/mudanças políticas:

> *É necessário assistir ao nascimento das ideias e à explosão de sua força: e isso não nos livros que as enunciam, mas nos acontecimentos nos quais elas manifestem a sua força, nas lutas que nos conduzimos pelas ideias, contra ou a favor delas. (Foucault, 1994:707)*

Os percursos que fizemos, em 2019, acompanhando o programa Circuito das Favelas por Direitos[4], realizado pela Ouvidoria da Defensoria Pública do Estado do Rio de Janeiro, causaram um curto circuito em nossa experiência da cidade. Ao percorrermos algumas favelas, constatamos as dificuldades de atuar nessas áreas, já que os territórios são bastante demarcados, e é importante conhecer as forças que ali operam.

[4] Agradecemos a Pedro Strozenberg e Guilherme Pimentel pelo importante apoio ao nosso trabalho.
https://sistemas.rj.def.br/publico/sarova.ashx/Portal/sarova/imagem-dpge/public/arquivos/Relato%CC%81rio_Final_Circuito_de_Favelas_por_Direitos_v9.pdf

A Ouvidoria da Defensoria Pública tem um trabalho precioso de costura política com as lideranças locais para viabilizar essa entrada nas favelas e foi assim que conseguimos operacionalizar nossos contatos.

No diálogo direto com os moradores, constatamos uma percepção extremamente crítica em relação aos projetos assistenciais e de pesquisa, associados à ONGs, universidades e centros de pesquisa. Sentem-se reduzidos a objetos ou alvos de ações assistenciais: "querem fazer tabelas com a gente" e reclamam das ONGs que entram e saem da favela ao seu bel prazer. Não acreditam muito na continuidade das ações nem nas promessas ou compromissos de quem chega "querendo estudar ou querendo ajudar".

Nossa aproximação com a Maré

Foi a partir da relação estabelecida com Cláudia Rose Ribeiro da Silva, diretora do Museu da Maré[5], que se deu a nossa chegada para um trabalho conjunto com a Escola CEJA-Maré. Fomos a uma primeira reunião no início de dezembro/2019 na escola e combinamos de voltar, após as festas de final de ano, com uma proposta de trabalho para dar suporte a alguns professores, funcionários e alunos no enfrentamento de questões complexas que se apresentam no cotidiano do ambiente escolar. Quando retornamos para uma reunião em janeiro, alguns professores manifestaram surpresa: "Ah, vocês voltaram! Nós não acreditamos que voltariam, afinal tantos[6] projetos chegam por aqui e nunca mais aparecem!".

Talvez esse tenha sido o momento chave, crucial, em que percebemos o quanto estávamos distantes do cotidiano da Maré e sentimos a necessidade de realmente nos aproximarmos da vida e das pessoas da favela, antes de formular qualquer proposta. Então, deixamos de lado tudo que havíamos pensado e nos propusemos, simplesmente, a estar presentes fisicamente, com regularidade, dentro da escola.

Compreendemos a necessidade de experimentarmos outra modalidade de escuta daquele espaço como estratégia de nos abrirmos para outro repertório de questões, que nos permitisse, então, estabelecer relações de confiança e formular uma proposta de atuação. Constatamos que nossas ferramentas clínicas e políticas precisariam ser repensadas.

Esse reconhecimento do nosso desconhecimento, essa flexibilidade de mudar o curso da ação e essa abertura aos acontecimentos, viria a marcar todo o funcionamento do Psi Maré desde o seu começo.

Nas primeiras reuniões na escola CEJA, ficou visível a angústia dos professores diante das limitações para enfrentar certas situações e a necessidade de serem ouvidos.

---

[5] *https://www.instagram.com/museudamare/ , https://www.facebook.com/museudamare/*
[6] *O Complexo da Maré por sua proximidade e facilidade de acesso a partir da Zona Sul do Rio de Janeiro é alvo de diversos projetos assistenciais, diferentemente de outras favelas mais afastadas.*

Algumas dificuldades foram assinaladas: alto índice de desistência escolar, suicídio entre os alunos e o abalo que esse ato causava entre os alunos e professores, interferência do tráfico e da violência policial no cotidiano escolar – interrupções de aulas, disputas entre os alunos, para citar algumas –, violência doméstica contra a mulher – alunas que frequentavam a escola às escondidas do companheiro, alunas que chegavam com sinais de violência física.

Uma das questões que surgiu na conversa com os professores foi: qual a diferença entre psicologia, psiquiatria e psicanálise? Falamos livremente, indicamos que não se dá conselhos na psicanálise, nem se busca eliminação de sintomas, mas se tenta favorecer que a pessoa experiencie seus conflitos a fim de criar recursos internos que possam ajudá-la a lidar, de forma mais satisfatória, com aqueles entraves. O grupo ficou surpreso ao perceber que a psicanálise não era tão complicada e inacessível como imaginavam. Ficou nítido, para nós, como não havia clareza dessas diferentes abordagens mas, pelo contrário, muitas questões e dúvidas. Foi bastante instigante perceber as nossas possibilidades de intervenção como psicanalistas quando nos colocamos dentro do território.

A partir desses primeiros encontros constatamos a diferença entre receber esses analisantes em clínicas sociais de instituições psicanalíticas, no espaço protegido de branquitude e cidadania em que historicamente o campo psicanalítico se constituiu, e ir de encontro a eles, compartilhando o seu espaço social. A experiência que tivemos ao participarmos de um encontro promovido pelo coletivo Parem de nos Matar, também mostra essa diferença.

O coletivo Parem de nos Matar tem um grupo de Whatsapp no qual algumas de nós fomos incluídas e, a partir de então, participamos de conversas relatando a violência e a crueldade da polícia. É muito diferente participar desses relatos aflitos em tempo real, partindo de pessoas que acabamos de conhecer, ao invés de receber registros esparsos dessa violência através da mídia. É direto, é intenso, atinge nossos corpos e, escancarando nossa posição privilegiada na cidade, nos convoca à ação! Retomamos, então, uma das questões iniciais que nos interroga enquanto psicanalistas. Seja no consultório, seja na produção intelectual, participamos da construção de um discurso singular, crítico da norma, supostamente capaz de problematizá-la.

Por que esse discurso é socialmente tão pouco efetivo? Por que não se transforma em prática política? Por que não se enfrentam os desafios de escutar sujeitos que exigiriam uma reflexão da psicanálise sobre seus próprios modos de funcionar? E, de modo mais radical, como estamos, de fato, escutando? De que modo o enfrentamento dessas questões está relacionado com a "bolha" na qual nos encontramos?

É importante notar que os descompassos entre os discursos sobre a favela e a nossa experiência talvez sejam justamente o reflexo de uma narrativa hegemônica da grande mídia, que constrói a imagem da favela como um lugar perigoso, marcado pela violência, ignorando toda a riqueza que se manifesta na sua resistência político-cultural, na capacidade de criar soluções próprias, nos diversos canais comunitários de comunicação descritos por Gizele em seu livro acima citado.

Na impossibilidade, colocada pela pandemia, de dar seguimento ao trabalho presencial na escola CEJA, conversamos com Cláudia Rose para pensarmos como manter o vínculo com a população mareense e oferecer apoio diante das difíceis situações que surgiram.

Consideramos que o atendimento clínico que oferecemos é uma forma de atuação política diante da histórica desigualdade social vigente em nosso país e que se mostra de modo extremamente agudo nos dias atuais. É também um modo de nos aproximarmos de uma realidade que nos convoca a agir, para afirmar, com Wendy Brown(2019), que a liberdade sem sociedade é uma liberdade vazia que ignora o outro, é puro exercício de poder. Assim a liberdade democrática pressupõe sempre o outro gozando das mesmas condições de exercício da cidadania. Ou seja, constatamos que até a eleição de 2018 vínhamos conquistando uma liberdade atravessada pelo neoliberalismo e apartada do laço social que, ao ignorar o outro, torna-se uma liberdade solipsista. Vimo-nos também numa situação de isolamento e desamparo para enfrentar a derrocada política. E em última instância, a interação com as periferias pobres da cidade partida nos devolveu uma pergunta: quem somos nós?

Na favela, nos defrontamos com um modo de vida mais compartilhado, marcado por múltiplas formas de solidariedade que surgem para apaziguar as dificuldades da vida e fazer resistência política. Por exemplo, soubemos de um moto-táxi que, mesmo diante do perigo de contágio, levou na garupa uma senhora desconhecida que estava doente, provavelmente com Covid, incapaz de caminhar até uma via de acesso para chegar até o hospital.

Constatamos que as lideranças são, em grande parte, femininas e fazem questão de demarcar a sua distância dos políticos e das autoridades. São mulheres que têm suas vidas atravessadas pela violência do Estado. Tiveram suas casas e, muitas vezes, seus corpos invadidos pela polícia, vivem suas rotinas sob a ameaça da irrupção de um tiroteio, como o momento de levar seus filhos para a escola. Elas mesmas destacam a diferença da ação das mulheres, que estão no olho do furacão. Dizem que há uma coragem que está com elas, e não com os homens, mas não sabem explicar o porquê. Vivem elaborando o luto da perda de filhos e companheiros que "estão na pista, na guerra".

Enfim, se nos demoramos sobre esses aspectos é para tentar transmitir o impacto de ouvir esses relatos imersos num ambiente carregado de tensão e desespero, mas também de alegria e de invenção. Não saímos incólumes, uma diferença brutal surge a partir desse encontro. Acreditamos na potência do pensamento psicanalítico de intervir no coletivo, extrapolando os limites dos consultórios inacessíveis à maioria da população.

Assim, temos sido instados a nos repensar a partir da interação com os nossos analisantes, cujo desejo de ocupar um lugar reconhecido no mundo e na cidade mostra-nos uma grande capacidade de luta e de construção de caminhos criativos para lidar com o desamparo. Esse contato nos colocou frente a frente com nossa responsabilidade social e com a assunção dos privilégios que desde sempre gozamos. É essa constatação que nos move na direção de uma maior interação com o território. Como diz Paulo Galo[7], entregador de aplicativos e ativista: o reconhecimento dos privilégios já não basta, é preciso agir e abrir mão desses privilégios. A experiência de atendimento online dessa população, para além das reformulações de atendimento virtual que a pandemia nos colocou, abre questões novas para a escuta psicanalítica e exige que repensemos o ferramental psicanalítico e o lugar do analista nessa configuração.

O Coletivo Psi Maré

Antes de nos determos sobre a experiência clínica do Psi Maré, é importante caracterizarmos o nosso grupo que, inicialmente, era composto por 12 psicanalistas e atualmente por 31. Por um lado, somos um grupo heterogêneo, pois temos diversas orientações teóricas e filiações institucionais, ou ainda sem qualquer filiação institucional.

Por outro, há uma homogeneidade oriunda do lado da cidade em que vivemos, da psicanálise que compartilhamos e que traz as marcas da branquitude e do elitismo das formações psicanalíticas e das suas instituições. Esses aspectos tem sido material constante de trabalho no coletivo, cujos únicos consensos à priori são a psicanálise enquanto experiência do inconsciente e a afirmação da posição ética do psicanalista.

Desde o início de nossa atuação, fazemos reuniões quinzenais para discutirmos questões clínicas, impactos/retornos do projeto e necessidade de reformulações de seu formato. Algumas experiências têm mostrado que certos processos de análise abrem espaço não apenas para ressignificações subjetivas, mas também para reivindicações como sujeitos de direitos.

O modo de funcionamento do grupo não se destina a uma supervisão de casos, mas sim a uma discussão constante em torno da clínica. De acordo com as demandas dos analistas, os encontros são pautados pela discussão de textos teóricos, que amparam ou problematizam as nossas práticas,

---

[7] Debate de Paulo Galo & Helena Vieira na XIX Jornada do EBEP-Rio, disponível em https://www.youtube.com/watch?v=7OOH9j8y7qc

e pela reflexão política sobre o contexto em que se dá a ação do coletivo, assim como os efeitos e desdobramentos dela.

O fato dos encontros não serem guiados por uma abordagem teórica e/ou clínica pré-estabelecida e sim pelas inquietações levadas aos encontros pelos/as participantes permite que nós mesmos, enquanto psicanalistas e sujeitos políticos, possamos nos pensar criticamente.

Nos propomos a pensar e agir sobre os modos de subjetivação, transferências e suas faces políticas que operam entre nós e a partir de nós. Nesse sentido, os marcadores raciais e de classe passam a ser fundamentais nas discussões, como a posição de branquitude que o coletivo ocupa na Maré, seja pelas condições materiais dos seus participantes, seja pelo fato de nos situarmos como herdeiros do saber e movimento psicanalítico. Se na mesma medida, a psicanálise, desde a sua fundação, interpelou a norma fazendo "nosso" o que antes era excluído sob a forma de estrangeiro, também por muitas vezes funcionou (e, por vezes, ainda funciona) enquanto discurso convergente à colonialidade e ao racismo estrutural.

A Branquitude como questão

Um episódio ocorrido em uma de nossas reuniões escancara essa questão de maneira paradigmática. Havíamos combinado de discutir o capítulo "Políticas do cabelo" do livro Memórias da Plantação, de Grada Kilomba (2019). A discussão fluía bem, todos/as haviam lido o texto e participavam ativamente da discussão. Uma série de pontos eram debatidos, sobretudo, a respeito da discriminação racial em relação ao cabelo das pessoas negras, o que é associado, na lógica racista, ao primitivismo e a animalização, como constava no capítulo.

Havia uma certa sensibilização indignada em relação à questão, de modo que muitos relatos foram compartilhados a respeito de situações cotidianas nas quais os/as colegas tinham presenciado esse tipo de preconceito. Inclusive, houve uma delas que comentou que uma pessoa negra tinha sido "preconceituosa" com o cabelo de outra pessoa negra, o que despertou certo eco no grupo, pois suscitou outros comentários desta ordem, como quem diz "olha, as pessoas negras também são racistas.". Uma mistura de alívio, deslocamento e desimplicação das pessoas brancas?

No final da reunião, quando o grupo já se despedia com um certo clima de satisfação coletiva por ter tido uma "boa" discussão - o que perpassava por uma serena sensação de "dever cumprido" - uma das participantes tomou a palavra e disse que estava muito surpresa pelo fato de que nenhum dos aspectos sobre a branquitude, que constavam no capítulo, haviam sequer sido mencionados. Se ignorou o que Kilomba havia formulado sobre o racismo como produção da diferença, na qual o sujeito branco, que se entende como norma, produz o negro como Outro/a.

Se ignorou que essa estipulação da diferença é o que faz com que o sujeito branco se sinta autorizado a invadir os corpos negros, fazendo deles objetos públicos que podem ser tocados a bel prazer. Se ignorou que a associação à sujeira e à selvageria é vista, pela autora, como fruto da repressão que a sociedade branca efetuou em relação à sexualidade e à agressividade a fim de construir uma imagem purificada dela mesma, de modo que projeta esses "males" na população negra.

Enfim, passou em branco tudo que falava sobre o branco. Se falou da discriminação racial, como se nada tivéssemos a ver com aquilo. O que aconteceu nessa reunião evidencia, portanto, exatamente o que a autora escreveu no próprio capítulo discutido (o que também foi ignorado): "'Não escutar é uma estratégia que protege o sujeito branco de reconhecer o mundo subjetivo das pessoas negras". (Kilomba, 2019:122).

A partir disso, entendemos, como grupo, que a discussão sobre a branquitude é imprescindível, para que possamos nos implicar, eticamente, nas relações raciais que perpassam, inclusive, a experiência clínica. Sabemos que durante décadas, grande parte do movimento psicanalítico sustentou uma leitura desracializada da psicanálise - sob a insígnia de que o "inconsciente não tem cor"(Nogueira,2021) - o que fez com que esta perpetuasse, silenciosamente, o racismo, tanto na esfera clínica, como no âmbito teórico e, também, institucional das sociedades psicanalíticas que são hegemonicamente brancas.

Dessa forma, do seio da heterogeneidade teórica e política do grupo, podemos extrair uma abordagem clínica comum: nos orientarmos pela ética da psicanálise no mesmo movimento que reconhecemos essa mesma ética como uma construção contínua. Isso se dá no encaminhamento das discussões clínicas e políticas nos encontros, que não convergem em uma síntese, mas onde procura-se manter as diferentes posições, a partir da singularidade de cada analista e sua sustentação ética.

Desdobramentos Clínico-políticos

Algumas situações clínicas nos mostraram a necessidade de atentar para a maneira como a realidade material impacta de modo diferenciado a vida dos analisados, o que incide, às vezes de modo bastante significativo, no dispositivo analítico da interpretação. Um aspecto importante é a experiência da temporalidade e o posicionamento subjetivo dos analisantes em relação a planos de futuro. Foi a partir de uma situação clínica - na qual a analisante precisou interromper a análise quando conseguiu um trabalho que restringiu bastante sua disponibilidade - que constatamos a diferença entre interpretar analisantes que são legitimados na polis como sujeitos de direitos, daqueles que não o são. Paulo Galo, em um debate recente, expressa muito bem essas diferenças e as possibilidades de futuro de um jovem negro da periferia de São Paulo e que, certamente, se repete nas periferias do Rio.

Ele afirma:

> "Você cresce vendo seus mano morrer, a gente não se enxerga velho. Aqui onde a gente nasce, a gente não se enxerga velho! Parece que a gente não passa dos 27, então a gente vive a vida como se ela não fosse tão valiosa assim. Agora o playboy já nasce se enxergando velho. Já nasce pra dominar a empresa do pai, a gente já nasce dizendo: ihh, fudeu! A nossa percepção da vida é um pouco diferente da percepção do playboy. Se há uma coisa que eu aprendi é que eu posso escolher como morrer, é eu que me entendo na caminhada. Por isso que essa noção de vida e de morte aqui na periferia é diferente." [Galo, P. & Vieira, H.,]

Ou seja, há uma urgência, de modo que as decisões e oportunidades devem ser consideradas no "aqui e agora", pois não há garantias que justifiquem abrir mão de algo no presente em nome de um futuro, o que pode, como na situação clínica mencionada acima, inviabilizar a continuidade da análise. Nesse caso, interpretar a interrupção como resistência ao processo analítico, por exemplo, seria muito violento, pois desconsideraria toda uma conjuntura de desigualdade social que impõe uma outra maneira de lidar com o tempo.

Uma analisante que perdeu o filho baleado na cabeça, num tiroteio entre policiais e traficantes, chora essa morte e fala do medo. Este é um afeto permanente que habita a favela, constata-se que foi incorporado às práticas cotidianas e naturalizado, mas, ainda assim é um fantasma que paira. Medo da polícia, medo dos traficantes, medo de ser declarada culpada na avaliação da conduta pelo pastor, medo de ultrapassar limites dos territórios ocupados pelas diversas facções do tráfico. Essa analisante volta incessantemente à essa perda sem sentido:

> "Lembro do cuidado com o José. Lembro quando tinha tiroteio, de ir buscá-lo na escola e ter muita preocupação em avaliar a situação pra saber se as coisas haviam se acalmado e se podíamos sair da escola pra fazer o trajeto de volta pra casa. Sempre fui muito cuidadosa com ele. Tínhamos muitos planos para ele, agora nenhuma dessas coisas tem importância. Não valeu de nada."

A narrativa de cuidado com o filho na saída da escola, protegendo-o do tiroteio, se apresenta como se fosse equivalente, por exemplo, a um comentário nosso sobre o cuidado que temos ao atravessar uma rua da zona sul do Rio, ao buscar uma criança na escola. Não aparece o absurdo de ter que avaliar se o tiroteio havia acalmado para poder sair à rua. Essa exposição à morte, imposta pelo Estado, está totalmente naturalizada.

Do mesmo modo, com certa frequência, um atendimento é interrompido, ou mesmo inviabilizado, porque está havendo uma "operação policial" e começamos a ouvir o barulho de tiros. Nesse momento, aparece com toda a força o lugar privilegiado que ocupamos na cidade, o lugar da branquitude, o que nos faz interrogar: como escutar essas violências sem naturalizá-las? Como esses discursos participam da cena analítica? O que dizer quando um analisante pergunta onde o/a analista mora e contrasta as condições de segurança em que vivem?

Nesse sentido, é preciso considerar que para além da temporalidade, a dimensão da territorialidade também deve ser problematizada na experiência transferencial nesse tipo de agenciamento clínico. Por exemplo, devemos questionar: a pergunta onde o/a analista mora, colocada por um/a moradora/a da favela da Maré, tem o mesmo sentido caso fosse colocada por um/a analisante da Zona Sul do Rio de Janeiro, sobretudo, que é atendido presencialmente?

Em relação a isso, devemos considerar pelo menos dois pontos. Primeiro, tudo muda quando há alguém em um território absolutamente invadido, cerceado, ameaçado por balas e invasões policiais, enquanto há um/a analista protegido, à prova de bala, em um território não violável. Querer se situar nessa cartografia, para saber se sua vivência será ou não compreendida, não é legítimo? Segundo, quem é atendido pelo projeto sabe, de antemão, que seu/sua analista conhece seu pertencimento territorial (o Complexo da Maré), mas, por ser um atendimento virtual, não tem como imaginar onde quem lhe atende se localiza no espaço urbano, o que nos suscita a seguinte questão: será que o não-saber sobre a territorialidade dos/as analistas não intensifica uma distância já implicada pela dimensão racial e de classe? Além disso, não ficaria, assim, a figura do analista em um lugar etéreo, não materializado, uma entidade que aparece ali para "ajudar" sem que se saiba da onde vem, como vem, para onde vai? Alguém neutro, sem lugar, podendo estar em todo e qualquer lugar? Que tipo de incidência clínica-transferencial isso implica?

Neste sentido, uma vinheta do atendimento clínico de uma criança de 10 anos é ilustrativa. Na sessão online, a paciente fez indagações sobre a localização do consultório da analista e da possibilidade de um dia vir a comparecer à sua sessão presencialmente. A resposta foi positiva, mas dependeria da possibilidade da mãe levá-la, o que não parecia viável a curto prazo. Realizaram, então, uma excursão virtual, através do Google Maps, ao consultório, avaliando distância, tempo e meios de locomoção entre os dois territórios distintos que elas ocupam na cidade partida.

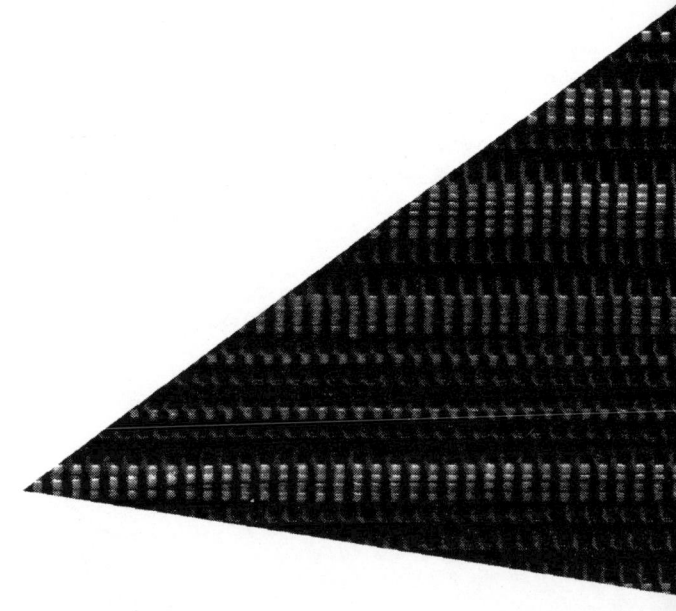

A analisante quis ver as fotos da região e localizar o prédio que ela supunha ser do consultório. Entusiasmada, simulou seu percurso à pé desde o metrô e incluiu um lanche na região. De algum modo, este "jogo" as aproximou, deu materialidade ao encontro, criou simbolicamente uma linha de conexão onde antes havia somente uma linha divisória fortemente demarcada.

Outro exemplo clínico da mesma criança evidencia o quanto analista e analisante pertencem a territórios diversos e em que medida a análise possibilita alguma inter-relação . Ao criar o roteiro de uma história, trabalho que já dura inúmeras sessões, a criança atribui personagens a si mesma e à analista, emprestando a cada uma determinadas características físicas, de personalidade, de profissão, de moradia, de estilo de vida, etc. Neste contexto, a personagem da analista mora no "continente" e a analisante vive em uma "ilha" (note-se que a Maré é cercada pela Baía da Guanabara). Ambas tem nomes orientais e habitam "mundos diferentes". A analista vive em "Liyuê" e o nome dela é "Yuê Liu". O pertencimento da analista parece marcar sua identidade, pois seu nome é quase igual ao nome do seu mundo, porém com a escrita invertida. Estaria a analisante mostrando o quanto ela percebe as marcas em sua analista do território a que pertence? Estaria também sinalizando que a analista é em alguma medida diferente, pois se apresenta ao contrário, invertida? Qual seria essa diferença? Seria o desejo da analista de trabalhar com esta criança de um território onde os sujeitos têm seus direitos subtraídos e raramente têm acesso à psicanálise? São perguntas que não necessariamente têm uma resposta, mas devemos questionar nossa postura, nosso lugar de escuta e de fala. Afinal, somos nós analistas que viemos do continente trabalhar na ilha, nos alerta uma criança em análise.

O geógrafo Milton Santos (1999), ao definir território, formula:

> O território tem que ser entendido como o território usado, não o território em si. O território usado é o chão mais a identidade. A identidade é o sentimento de pertencer àquilo que nos pertence. O território é o fundamento do trabalho, o lugar da residência, das trocas materiais e espirituais e do exercício da vida. (Santos,1999:8)

Sendo assim, se o Psi Maré se constituiu em torno de um território (a Maré) significa que a dimensão territorial é importante, então não podemos supor que a territorialidade diversa do/a analista seja dispensável, ou mesmo, insignificante, ao contrário, sempre estará presente, sob diversas formas, na relação com o analisante.

Uma consequência ética, política e clínica disso é: qualquer reducionismo das perguntas sobre a localização do/a analista a mera "curiosidade transferencial" - interpretando-a, por exemplo, como uma maneira de se aproximar, invadir ou destituir o/a analista - seria uma leitura absolutamente violenta. Da mesma maneira que é bastante violento quando, no âmbito de um atendimento social presencial - em que os/as analisantes precisam se deslocar até o consultórios (que, não raro, são distantes das periferias e favelas) - as faltas e os atrasos sejam interpretados como conteúdos inconscientes, sem que se considere as condições de acesso, tanto em relação ao transporte público, como os custos financeiros implicados. Esse ponto foi debatido pelo psicanalista Gilberto Souza (2022) que, ao discutir a gravidade desse tipo de interpretação, defendeu que a própria inacessibilidade do sujeito ao espaço do consultório incide nas formas dos analisantes de resistirem ao trabalho psicanalítico.

Por fim, gostaríamos de fazer mais uma breve consideração a respeito desses "distanciamentos", no sentido de mostrar como eles nos convocam ao desprendimento de certos enquadramentos tradicionais e normativos da psicanálise que, muitas vezes, caucionam interpretações levianas e violentas.

Conversarmos sobre algumas situações clínicas nas quais os/as analistas eram chamados/as por termos afetivos e coloquiais, como "querido/a" e "amor". Sabemos que, tradicionalmente, certas correntes hegemônicas da psicanálise tenderiam a ler esse tipo de colocação, mais uma vez, como uma forma de se tentar invadir o/a analista ou de criar uma relação de intimidade para com ele/ ela (da mesma maneira, como mencionamos, aconteceria em relação à pergunta sobre a moradia). Provavelmente, isso seria entendido como uma maneira de destituir o/a analista de sua posição de saber, como um signo de resistência à análise. Pelo fio condutor que estamos traçando, podemos indagar, em uma direção contrária, se essa maneira de se referir ao/ à psicanalista não seria uma maneira de atenuar os abismos histórico-simbólicos que marcam as condições raciais e de classe em nosso país que, inclusive, fazem com que o atendimento psicanalítico seja, majoritariamente, restrito às classes médias e à elite brasileira.

Dito de outro modo, as camadas privilegiadas da população têm, desde os primeiros anos de vida, a psicoterapia - inclusive, a psicanálise - em seu escopo de possibilidades, de modo que ao buscar terapia, já há todo um ethos de conhecimento sobre a mesma. Seus pais e colegas fazem terapia, suas creches e escolas recomendam terapia para aqueles/as que julgam precisar (seja por dificuldades de aprendizado ou sociabilidade).

Os filmes, livros e peças de teatro a que têm acesso falam da psicanálise, ou ao menos, de psicoterapias. Enfim, é algo que está na ordem do dia desse recorte social, o que, ao nosso ver, repercute na maneira como esses segmentos da sociedade lidam com o espaço da análise e com o/a figura do analista. Muito diferente acontece com a população negra e pobre, que nasce e cresce nas favelas e periferias, onde dificilmente as psicoterapias estão no campo do imaginário popular, quiçá a psicanálise. Até mesmo porque - com toda herança escravocrata, racista, colonial e com toda a desigualdade econômica que marca nosso país - o cuidado com a saúde mental se delineou como algo intrínseco às elites. Isso se soma ao fato de que, desde a escravização, a população negra não podia se ver como detentora de afetos, dores, angústias e sofrimento psíquico, como bem coloca bell hooks (2010) em seu texto sobre o amor.

Gostaríamos de ressaltar que esse conjunto de fatores fez com que o cuidado com a saúde mental não estivesse posto como possibilidade para a população negra e pobre, o que faz com que, inclusive, suas expressões de mal-estar psíquico sejam entendidas como "preguiça" e "fraqueza", haja vista a existência de um estereótipo da hiperpotência da população negra, sobretudo, das mulheres, como destacam Grada Kilomba, Neusa Santos Souza, Lélia Gonzales e bell hooks.

Vale dizer que a própria noção de saúde mental chega nas periferias de uma maneira deturpada, como salienta a ativista Géssica de Paula (2022): "A saúde mental para nós periféricos chega de uma forma muito deturpada, e o sistema nos tira até mesmo a noção de autocuidado. O que chega para nós é uma visão muito preconceituosa sobre a loucura, e sobre o que é saúde mental"[8]. Ou seja, se acredita que o cuidado psíquico é restrito às elites, ou ainda, destinado a situações psíquicas graves - aos ditos « loucos » - o que se associa a um olhar estigmatizante da loucura.

Entendemos, portanto, que a referência ao/à psicanalista de maneira coloquial e afetiva pode ser muito mais fruto dessa conjuntura - e, sobretudo, uma maneira de atenuar tais barreiras histórico-sociais e raciais, a fim de se viabilizar o engajamento do trabalho psicanalítico - do que qualquer resistência ao mesmo, interpretação esta que só tenderia a consagrar a elitização e colonização da psicanálise.

---

[8] Fonte: https://www.instagram.com/p/CilN7vBPh5x/?igshid=YmMyMTA2M2Y= .
[9] Foi nesse sentido que se criou o projeto "Saúde Mental nas Periferias" cujo primeiro encontro intitulado "Saúde mental é coisa de burguês?", realizado no dia 25 de setembro de 2022 em SP, discutiu justamente esse tema. Para mais informações: https://instagram.com/saudementalnasperiferias?igshid=YmMyMTA2M2Y= .

Estes e outros desdobramentos clínico-políticos que irão surgir das discussões teóricas empreendidas por nós, dentro do grupo, resultam do compromisso ético de exercer uma escuta psicanalítica intensamente engajada com os territórios que estão em trânsito neste projeto clínico-político, o que nos exige deslocamentos e desconstruções não só como psicanalistas, mas também como sujeitos sociais e políticos.

Sem esse trânsito, ficaremos engarrafados em nosso suposto saber.

A aposta é que esse e demais projetos envolvidos na Coleção de Zines das Clínicas de Borda Brasileiras caminham no sentido de redesenhar o mapa colonial da psicanálise, tecendo bússolas para pensá-la à luz de nossa realidade brasileira, ou ainda, dos "brasis" que nos compõem.

Bibliografia

Souza, Gilberto (2022). O analista na clínica interracial. IN: Sociedade Brasileira de Psicanálise do Rio de Janeiro. Descolonização do Pensamento, 14/04/2022. Disponível em: https://www.youtube.com/watch?v=z2jmpLnQXhE .

hooks, bell. Vivendo de Amor. Portal Geledés, São Paulo, 9 mar. 2010. Disponível em: https://www.geledes.org.br/vivendo-de-amor

Brown, Wendy Nas ruínas do neoliberalismo – a ascensão da política antidemocrática no ocidente , São Paulo, Ed. Politeia, 2019.

Foucault, Michel. "Les reportages d'idées" (1978). In: Foucault, M. Dits et écrits. Volume IV. Paris: Gallimard, 1994.

Galo, Paulo & Vieira, Helena Debate na XX JORNADA DO EBEP-RIO 2021, 16/09, 20h30 - disponível em https://www.youtube.com/watch?v=70OH9j8y7qc

Kilomba, Grada Memórias da Plantação – episódios de racismo cotidiano, Rio de Janeiro, Editora Cobogó, 2019.

Martins, Gizele Militarização e Censura: a luta por liberdade de expressão na favela da Maré, Rio de Janeiro, NPC – Núcleo Piratininga de Comunicação, 2019.

Nogueira, Isildinha B. A Cor do Inconsciente – Significações do Corpo Negro, São Paulo, Editora Perspectiva, 2021.

Santos, Milton. Dinheiro e Território. (1999). In: GEOgraphia , Niterói, Volume 1, Número 1, p7-13, 1999. Disponível em https://doi.org/10.22409/GEOgraphia1999.v1i1. Acesso em 06.08.2022.

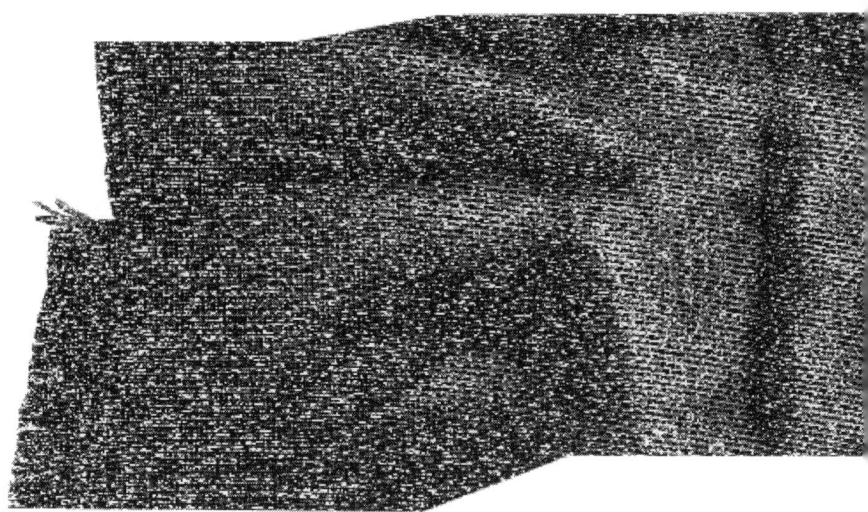

Autores do texto
Ana Beatriz Lima da Cruz
Bruno Siniscalchi
Kátia Ramos
Leila Ripoll
Najla Assy
Natasha Helsinger

Coletivo Psi Maré
Ana Beatriz Lima da Cruz
Anna Seixas
Branca Szafir
Bruno Siniscalchi
Carlos Coelho
Ceci Lohmann
Cecília Figueiró
Dafne Baes
Eloá Bittencourt
Fernanda Tavares
Kátia Ramos
Leila Ripoll
Lourdes Lira
Luciano Dias
Luiza Laureano
Maria Cristina Andrade
Marina Vanzolini
Marisa Cherubini
Najla Assy
Natasha Helsinger
Nelma Cabral
Patricia de Oliveira Fernandez Gomes
Roberto Benetti Mallet
Salete Salles
Scheilla Nunes
Sol Melo Cortez
Suzana Maria Ferreira
Teresa Cristina Carreteiro
Uriel M. S. do Nascimento
Verbena Dias
Zélia Goldfeld

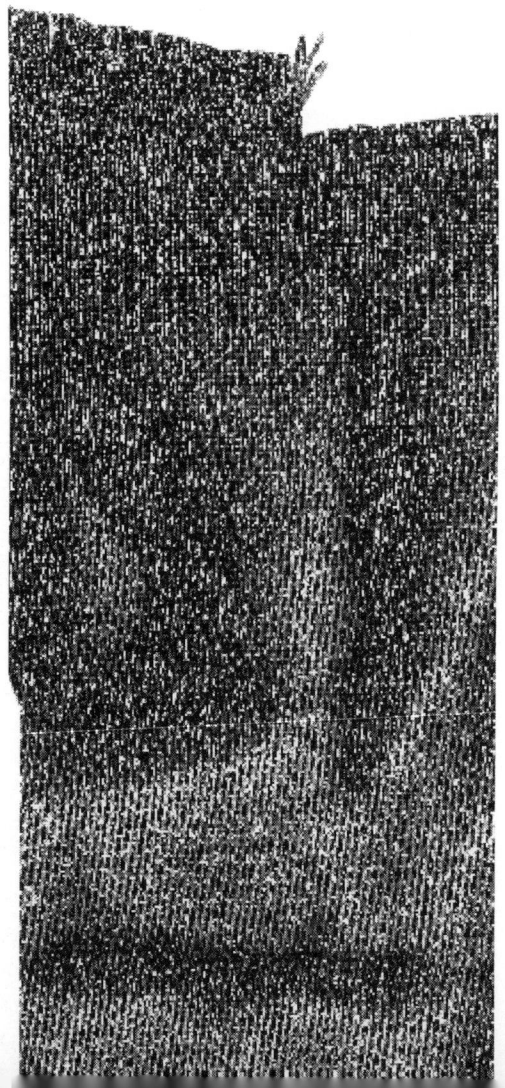